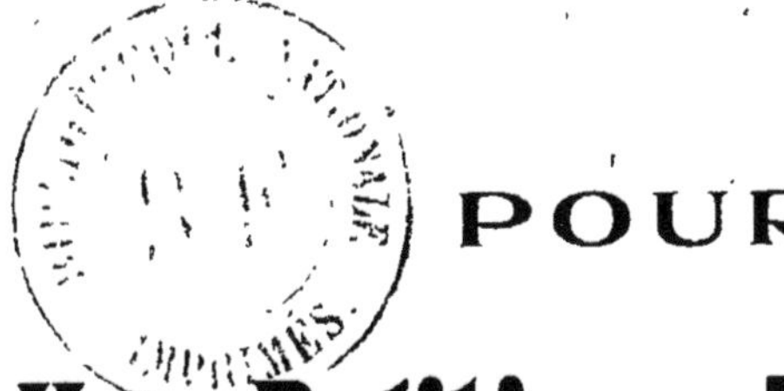

POUR
Une Politique Thermale

par

Albin HUART

Directeur du Comité d'Initiative d'Aix-les-Bains

Secrétaire Général de l'Union des S. I. de Savoie

Secrétaire de la Fédération Thermale de Savoie

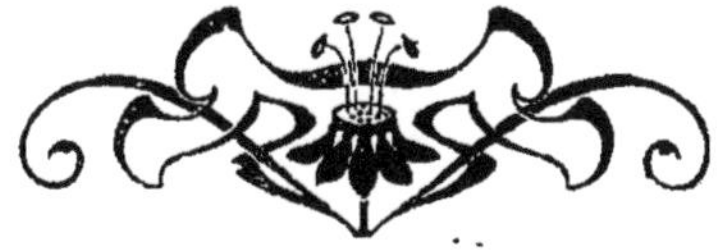

AIX-LES-BAINS
Imprimerie J. DUCRET et Cie.

1923

8° Te 160
373

Principaux ouvrages du même auteur

La Révision Douanière. — Préface d'Yves Guyot. Une brochure chez Giard et Brière, édit. Paris 1909.

L'Industrie du Bouton dans l'Oise. — 1 vol. in-12. Bibliothèque du Musée Social. A. Rousseau, édit. 1910.

Les Ports de Commerce français. — Préface de D. Bellet. 1 volume in-12. Berger-Levrault, édit. 1911.

Le mouvement de la population depuis 1800 en Europe dans ses rapports avec les crises économiques. — Extrait de la Revue Economique Internationale, Bruxelles 1911.

Le Canada au XXe siècle. — 1 vol. in-8°, au Monde Economique, 1913.

L'organisation du crédit en France. — 1 vol. in-8°. Giard et Brière, édit. 1913.

Finances de Guerre comparées. — 1 vol. in-8°. Giard et Brière, édit. 1916.

La Mise en valeur des Richesses de la Savoie. — Rapport au sous-comité d'action économique de Chambéry, 1918.

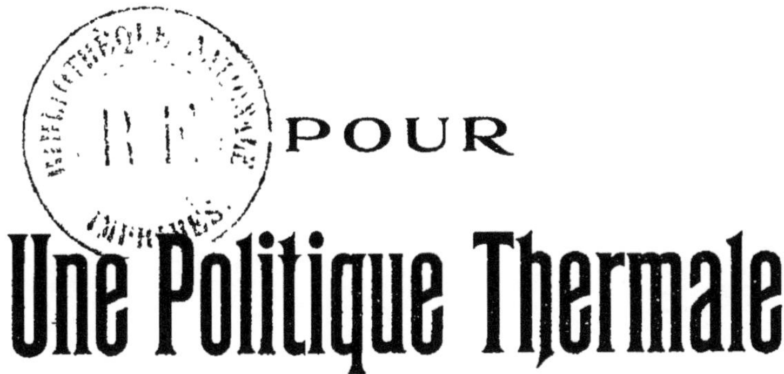

POUR Une Politique Thermale

par

Albin HUART

Directeur du Comité d'Initiative d'Aix-les-Bains

Secrétaire Général de l'Union des S. I. de Savoie

Secrétaire de la Fédération Thermale de Savoie

8° Te 160 373

AIX-LES-BAINS

Imprimerie J. DUCRET et Cie.

—

1923

Aux Stations Thermales Françaises

Les articles qui suivent ont été publiés dans *l'Avenir d'Aix-les-Bains*. En les parcourant, on verra quelle idée maitresse les lie entre eux. Nous n'avons pas de politique thermale et nous en souffrons, autant dans nos intérêts propres que dans l'intérêt national. La richesse hydrominérale française est considérable : il dépend d'une organisation méthodique et d'une centralisation des efforts que son exploitation produise de gros revenus. Pour y parvenir, une Fédération Thermale française s'impose : c'est tout le but de notre campagne. Il la faut vivante, avec des directives bien définies. Il la faut puissante, avec des crédits qui existent déjà : la contribution que les Stations Thermales apportent à l'Office National du Tourisme, sous forme de la taxe additionnelle de séjour, et à utiliser dans le but de propagande thermale et climatique.

Le tourisme s'apercevra alors que le thermalisme, loin d'être un ennemi ou seulement un concurrent, est le levier puissant grâce auquel la clientèle mondiale s'attachera à la terre de France.

A. H.

I

Tourisme et Thermalisme

devant les Syndicats d'Initiative

Parmi les questions que l'Assemblée générale de l'Union des Fédérations des Syndicats d'Initiative de France a examinées au Congrès de Nice, il y en a une qu'avec une légèreté étonnante elle a résolue.

Sur la proposition de M. Borrel, il a été décidé que les Syndicats d'Initiative ajouteraient un qualificatif additionnel à leur titre déjà long : on spécifierait que leur initiative est « de tourisme ». Il y a pourtant longtemps que l'on sait ce que sont nos Syndicats, on les a vu s'occuper de tous les problèmes intéressant l'activité de la Cité et de sa zone environnante. Le terme est consacré : Syndicat d'Initiative veut dire que des bonnes volontés se sont unies pour essayer d'apporter à la petite patrie plus d'esthétique, plus de confort, une meilleure réception des visiteurs, une documentation appropriée, favorisant un séjour plus prolongé par davantage de facilités.

Les docteurs ès-sciences touristiques en ont jugé autrement et pas une voix ne s'est élevée au Congrès de Nice pour signaler les dangers de la nouvelle terminologie. Cependant, c'est toute la définition de nos Syndicats d'Initiative qui se trouve posée et nous avons promis à nos amis d'attirer l'attention sur les conséquences funestes du vote de Nice.

Qu'est ce qu'un Syndicat d'Initiative ? C'est un organisme désintéressé qui pourvoit à la plus grande satisfaction du séjournant. Par quels moyens ? Par tous ceux qu'il juge à propos d'utiliser pour faciliter la fréquentation de la Station. Quelles seront, par conséquent, ses directives ? Elles seront fonction des besoins et de la vision plus ou moins nette des intérêts de la Station. Ces intérêts sont-ils purement de tourisme ? Que non pas, mais quels que soient les moyens employés et les directives adoptées, le Syndicat satisfera aux demandes de la clientèle pour autant que durant son séjour celle-ci trouvera toutes les commodités désirables.

Le Syndicat d'Initiative n'a-t-il en vue que le tourisme ? Ce serait une erreur formidable que de le croire. A travers le touriste, il recherche le séjournant; il sait qu'en satisfaisant le premier, il s'attachera le second — mais alors, celui-ci n'est plus un touriste, c'est un villégiaturant. Et tout le sens de l'évolution de nos Stations est là. C'est la multiplication des journées-séjour qui permet les sacrifices des journées-tourisme. La rotation du voyageur devient intense à notre époque : il faut parvenir à la fixer. C'est là le but essentiel de tous les S. I. et ce but est inscrit dans la grande majorité de leurs statuts et unanimement dans la pensée de leurs dirigeants. La rotation est nécessaire : elle est l'article-réclame pour lequel tous les sacrifices sont féconds. Mais le fond d'activité d'une Station, c'est le séjournant, c'est la famille qui y passe un mois. Dès lors, le S. I. est beaucoup moins « de tourisme » que « d'aménagements et de confort ». Pourquoi vouloir lui donner une étiquette fixe et interdire les variantes, cependant indispensables à sa vie ? C'est encore en vertu d'un dogme créé et célébré par l'état-major du tourisme français : « le tourisme réceptif ».

Peut-il être réceptif s'il n'est aussi attractif et le conçoit-on sans le « distractif », le « sportif », etc. ? C'est ce qui prouve que le Syndicat d'Initiative porte en lui toutes les applications des intérêts d'une Station et qu'il se passe de toute précision — parce qu'il est la somme des desiderata de tous ceux qui y viennent et y résident. Si l'adjonction « de tourisme » n'était que superfétatoire, nous souririons d'un zèle excessif qui pourrait s'exercer plus utilement dans le domaine de la propagande. Mais, à l'instar des religions qui affirment sans prouver et entendent l'assentiment des fidèles sans aucune explication, on veut nous imposer le qualificatif.

A quelqu'un qui demandait : « Et si un S. I. adhérent à une Fédération refuse, que ferons nous ? » l'état-major a répondu : « Alors, nous verrons » . Eh bien! nous allons voir. Car si nous prenions soin de ne susciter aucune difficulté à nos dirigeants, s'il ne s'agissait que d'une querelle de terminologie — nous entendons dire une bonne fois que l'on se trompe et que l'on mène les intérêts touristiques de la France à un handicap formidable vis à-vis de l'étranger.

Le tourisme est une des forces de notre pays — ce thème a été célébré sur les airs les plus variés, surtout une coupe de champagne en mains et à la fin de banquets officiels. Mais il est une force beaucoup plus palpable, qui a une primauté sur le tourisme, ce sont nos Stations thermales.

Partout, dans le monde entier, il y a des sites, plus ou moins beaux — partout le séjour d'été, sauf sous les tropiques, se recommande par des forêts, des cours d'eau, des montagnes — mais nulle part mieux qu'en France il n'y a une gamme thérapeutique aussi parfaitement organisée, aussi scientifiquement étudiée. De ces intérêts thermaux, que fait-on en ce moment ? Ce sont pourtant les Stations thermales qui alimentent la caisse du fonds additionnel à la taxe de séjour ; ce sont les Stations thermales qui font les frais de la propagande à l'étranger et aujourd'hui où leurs Syndicats d'Initiative sont une puissance agissante dans le sens des intérêts régionaux les mieux compris — c'est précisément à ce moment que l'état-major du tourisme omnipotent veut imposer l'adjonction d'un mot — qui n'est, somme toute, qu'une des branches de leur activité.

Comment voulez-vous que les Syndicats des Stations thermales fassent droit à votre ordre impératif, alors que leur devoir primordial est de défendre et de stimuler le coté thermal de leur Station. Certes, lorsque les baigneurs séjournent chez nous, nous n'avons pas la prétention de les garder à nos côtés et de les empêcher de rayonner ; au contraire, une des bases de notre propagande est de leur montrer qu'ils peuvent utiliser les loisirs de leur cure à visiter les merveilles environnantes. Cela, c'est du tourisme et nos bureaux de renseignements sont outillés en vue de ce service. Mais, avant tout, par dessus tout, nous sommes des Syndicats d'Initiative de thermalisme : nous propageons la connaissance de nos eaux qui n'ont à redouter aucune concurrence extérieure, quant à leur efficacité.

Nous sommes les messagers de cette richesse du sous-sol français qui est un bien foncier — autrement plus productif, en vérité, que le pittoresque de nos régions. Les deux se complètent, mais nous soutenons qu'avant le tourisme, le thermalisme doit être défendu — et il ne le sera nullement tant que l'état-major actuel continuera à ne penser qu'aux bancs de promenades et aux plaques indicatrices...

Le tourisme ne devrait cependant pas oublier que sans les Stations thermales, sans la taxe de séjour, sans le revenu considérable que nous assurons à l'Etat — il n'existe pas en tant que ressources. Nous avons le nerf de la guerre et nous sommes prêts à l'utiliser pour appuyer le développement des Stations de tourisme, mais sous la condition cependant que les touristes n'oublient pas la cause de leur vitalité — qui est le thermalisme.

« Si un S. I. refuse l'adjonction « de tourisme », nous verrons » a-t-on dit au Congrès de Nice. L'occasion s'offre de voir, car il est impossible que les S. I. des Stations thermales consentent à une pareille abdication de leurs intérêts vitaux.

Les Fédérations régionales vont avoir à se prononcer. Si elles ne comprennent pas, ce sera à leur aise, nous sommes assez forts pour lutter seuls et s'il devait y avoir un divorce entre le tourisme et le thermalisme — cependant deux frères jumeaux mais dont le thermalisme est l'aîné, et nous regretterions qu'il ait lieu — nous y aiderions dans l'intérêt même du tourisme qui s'égare actuellement dans des voies qui ne sauraient être les nôtres.

Une large part doit être faite au thermalisme dans les ressources provenant de la taxe de séjour ; les 15 et 20 pour cent, suivant les Stations, que nous versons aux organismes centraux doivent revenir à la défense des intérêts thermaux de la France, à une heure où nous sommes vivement menacés à l'étranger. Il est incroyable de penser que pas une réclame collective arborant fièrement le drapeau « France » ne paraisse dans les magazines extérieurs, alors que la Suisse, l'Italie, l'Autriche et l'Allemagne font un effort énorme — dont l'état-major du tourisme ignore tout. Nos ressources doivent servir à cette œuvre.

23 décembre 1922.

II

Tourisme et Thermalisme

NE FONT QU'UN

Mais Thermalisme d'abord !

J'ai reçu de nombreuses lettres au sujet de mon article sur la décision du Congrès de Nice touchant la qualification des Syndicats d'Initiative et je remercie autant mes correspondants que les journaux qui ont reproduit ma critique. Cela prouve bien que la question est grave et la voici posée devant l'opinion de nos collègues.

De ce débat, résultera certainement une solution heureuse et, sans doute ayant mis le doigt sur la plaie, s'empressera-t-on de la panser. Tourisme et thermalisme sont les deux membres d'un même corps : « ne poussez pas à les dissocier » me dit-on ; je serais le dernier à émettre une telle opinion et on peut être rassuré. Mais il faut situer le rôle de l'un et de l'autre et alors — lorsqu'on embrasse l'ensemble de ce problème qui est la venue de visiteurs étrangers sur notre sol — on est bien obligé de reconnaitre qu'il y a un terrain sur lequel nous avons une place privilégiée : c'est le thermalisme.

Mais nous sommes d'accord pour ajouter que peu de pays offrent au tourisme des sites plus pittoresques, une variété plus complète de points de vue et, par exemple, la Route des Alpes est un article-réclame de premier ordre. Mais enfin nous avons à ce point de vue des concurrences graves : les « montagnes en carton » que la Suisse est parvenue à édifier par une politique systématique d'industrialisation du tourisme, par ses hôtels à toutes altitudes et par ses crémaillères à tous les flancs des cimes, ne cessent de drainer la clientèle mondiale que par la perturbation momentanée des changes.

Il n'y a pas jusqu'à la Tchéco-Slovaquie qui par l'Union de ses Syndicats d'Initiative n'ouvre une offensive appuyée par les bas cours de la couronne, sans parler de la descente du Rhin, classique elle aussi. Il y a donc sur le marché des villégiatures une âpre concurrence et ce ne peut être uniquement pour voir la Meije ou le Petit Saint-Bernard que l'on aménera en France la longue théorie de visiteurs indispensables à la vie de nos stations. Il faut autre chose qui soit un objet dont on ne peut se passer et que l'on ne trouve que chez nous : le besoin est le principal moteur de l'action humaine.

Ce quelque chose d'indispensable, c'est le traitement thermal. Que vous soyez Américain du Sud, Hollandais, Scandinave ou Egyptien, il faut vous soigner et si vous n'avez pas des rhumatismes, vous avez mal au foie, à l'intestin, à la gorge, à la vessie ou vous êtes obèse. Vous souffrez et vous cherchez à guérir : où aller ? Il n'y a pas trente-six contrées qui s'offrent à vous soigner : il y a les eaux à tout faire de la Bochie, admirablement outillées, prototypes du bluff scientifique — il y a Carlsbad en Tchéco-Slovaquie, il y a Bath et Harrogate en Angleterre, il y a Spa en Belgique, il y a les stations italiennes — mais aucun pays ne possède une gamme plus complète pour la thérapeutique que la France et c'est cela qui prime tout — parce que la connaissance de cette vérité, proclamée aux quatre coins du monde, est susceptible d'attirer dans notre pays une masse considérable de malades.

Or, c'est une vérité trop méconnue. Hormis les ouvrages spéciaux, hormis quelques publications où les maitres s'époumonnent à la crier, nos stations thermales sont insuffisamment défendues. Je ne parle pas de deux ou trois qui par la vente de l'eau se procurent des revenus suffisants pour faire, pour leur compte personnel, une propagande intensive.

Je parle des cinquante stations qui constituent la richesse hydro-minérale de la France — et qui passent bien avant le tourisme. Pour celles-là, les encouragements sont faibles et on leur sacrifie trop la part médicale pour ne vanter que leur attrait touristique. Sans doute bon nombre d'entre elles ne sont elles pas au point ; sans doute, convient-il de ne pas attirer sur elles l'attention du monde médical étranger qui serait déçu par une simple visite en constatant que l'équipement de la station est rudimentaire et que les installations existantes ne peuvent convenir à la clientèle étrangère riche qui serait sollicitée d'y séjourner. Mais en faisant le tri, il y a une douzaine de stations qui peuvent recevoir mieux qu'une ménagère ne le ferait à la table familiale et pour elles qu'y a-t il ?

Je ne veux pas passionner le débat, mais lorsque nos correspondants à l'étranger se lamentent, lorsque des sommités médicales étrangères nous écrivent pour dénoncer le péril et, en amis tout dévoués de la grande France, poussent le cri d'alarme — nous avons le devoir de leur faire écho et de réveiller l'inertie des bureaux.

Il y a un service de la propagande : cependant nos représentants officiels en Scandinavie réclament des concours, signalent les progrès que nos concurrents boches font dans ces milieux où peu à peu ils regagnent leur suprématie d'avant-guerre — faute par nous de visiter les médecins suèdois et faute d'une publicité directe collective.

Le professeur Ehlers, de Copenhague, vient d'être reçu en Sorbonne, docteur *honoris causa* : grand honneur certes, mais cet apôtre de la pensée française en Danemark n'est pas soutenu, on ne met pas à sa disposition les éléments de la propagande qui, avec l'appui de son grand nom, aurait une efficacité certaine.

A Amsterdam, un ami dévoué se multiplie pour empêcher la Bochie d'accaparer toutes les vitrines de publicité et réclame qu'une au moins serve aux stations françaises : les bureaux officiels lui octroient généreusement mille francs qui, au cours du florin hollandais, représentent cinq fois moins. Et encore plus près de nous, le cri d'alarme est poussé par nos amis belges : le président de la Société d'Hydrologie de Bruxelles dénonce l'apathie française et l'activité allemande.

Paris reste sourd, parce qu'il faut d'abord s'occuper du « tourisme réceptif. » C'est-à-dire qu'au jour où ces messieurs nous jugeront prêts à recevoir, ce jour-là il n'y aura plus personne qui viendra.

Et devant ces constatations, comment ne pas s'insurger à la pensée que l'on persiste dans la formidable erreur présente et comment, en termes modérés, s'exprimer ?

Le plan de développement de nos ressources me paraît cependant bien simple : nos stations thermales sont en même temps des centres de tourisme ; c'est donc autour d'elles que le tourisme doit progresser — mais le tourisme n'est que l'élément complémentaire — très productif certes, mais cependant d'un rendement bien moins certain que le thermalisme.

Le mal vient de ce que nous n'avons pas de *politique thermale* et quand on voit un congrès national du tourisme se réunir et traiter de graves questions sans avoir des représentants des stations thermales (sans avoir aussi des représentants des Agences de Voyages qui pourtant drainent le mouvement touristique), on reste rêveur. Pourtant il y a dans l'état-major du tourisme des personnalités qui connaissent l'importance du thermalisme : pourquoi n'agissent elles pas ?

13 Janvier 1923

III

Les Questions Climatiques

sont ignorées

Dans le dernier numéro du *Touring Club*, l'éminent Léon Auscher écrit : « Nous vivons en France dans une belle ignorance des questions climatiques. » Vérité qui pénètre maintenant dans les milieux touristiques et qui leur fera comprendre qu'à côté du tourisme, il est d'autres ressources susceptibles de produire de gros revenus — c'est le climatisme, complèment du thermalisme.

De son côté le docteur Gardette, l'actif propagandiste de nos stations hydro-minérales, souhaite, dans sa *Presse Thermale*, de voir se constituer à côté de l'organisation officielle du tourisme une organisation semblable qui appliquerait la politique thermale qui s'impose si nous voulons lutter utilement contre la concurrence étrangère.

Ainsi de plus en plus se fait jour, autant dans les milieux scientifiques que dans les milieux touristiques, l'absolue et urgente nécessité de coordonner les efforts et d'imprimer à l'action des villes d'eaux des directives nouvelles basées sur une propagande collective — qui nous fait totalement défaut. Il est un exemple frappant qui souligne l'erreur commise, c'est celui de la Côte d'Azur. Pays du soleil, certes, villes de fleurs et de l'élégance, mais avant tout la Riviera est une zone climatique particulière, portant en elle des qualités que décèle la médecine.

Or, aucune propagande ne porte sur ce point essentiel et ce sont les fêtes mondaines, le carnaval, les redoutes, los courses qui font l'objet de la publicité. Au contraire, l'Italie et l'Egypte ont fait une propagande climatique et de plus en plus ces deux pays captent la clientèle sérieuse, laissant à la Côte les fêtards et les vaniteux qui veulent voir leurs noms dans les *Echos Mondains.*

Nos stations thermales sont dans le même cas et nos concurrents se sont emparés de ce travers pour dire que la cure scientifique ne se fait que chez eux et que chez nous elle n'est que l'excuse donnée à la recherche du plaisir. Pourtant le thermalisme est une richesse nationale et le climatisme une autre — qu'il appartient à nos groupements d'exploiter méthodiquement. Tandis que le tourisme est organisé et que ses cadres lui impriment un mouvement continu — nos stations thermales et climatiques marchent en ordre dispersé.

L'attaque massive étant celle qui mène au succès, faute de la pratiquer, nous n'obtenons pas le rendement que devraient produire tous les efforts individuels qui se multiplient. Je crois que le mal étant maintenant reconnu par tous, on va agir et que les immenses ressources dont disposent thermalisme et climatisme vont être unies pour faire la propagande à l'étranger, qui nous manque le plus.

Toutes les stations autorisées à percevoir la taxe de séjour devraient être obligées d'avoir un observatoire mètèorologique scientifiquement organisé et ainsi l'Office National Météorologique pourrait recueillir toutes les observations, les grouper par région et publier une documentation précieuse qui serait une publicité de premier ordre pour nous tous.

Le Lac d'Annecy, par exemple, est une attraction touristique : suffit-elle à provoquer un long séjour sur ses rives ? Si le climat du bassin d'Annecy était connu et des études faites par des médecins à l'aide de graphiques — ne croyez-vous pas qu'Annecy se développerait plus rapidement et s'attacherait une clientèle plus fidèle ?

Aix-les-Bains est un centre mondain, sportif et

touristique : est-ce avec cette triple couche de clients qu'il peut prétendre faire sa saison ? Plus nous ferons connaître les vertus curatives de nos eaux, davantage nous aurons de malades venant se soigner aux eaux d'Aix. Mais est-ce en ouvrant nos terrains de sports et nos casinos le 1er avril que nous avancerons la saison ? Ce ne peuvent être en vérité que des compléments du séjour et par quoi sera-t-il déterminé au printemps et à l'automne ? Par la propagande climatique, montrant que la vallée d'Aix par son orientation, par ses paravents naturels que sont les montagnes environnantes, a nn climat particulièrement propice au séjour d'avril et mai.

Chose que d'autres ne peuvent prétendre et c'est là un atout admirable pour la saison de printemps. Seulement il ne suffit pas de le dire, il faut le prouver et seule une station météorologique rigoureusement contrôlée peut fournir les graphiques démonstratifs. Avant les sports, la climatologie.

Les médecins qui siègent à la Chambre d'Industrie Thermale auraient dû depuis longtemps s'en soucier ; c'est autrement plus important et plus productif que des vœux sur l'agrandissement du tennis. Il y a déjà longtemps que nous demandons pour Aix un bureau météorologique ; nous avons réuni la documentation pour l'organiser, nous en avons conféré avec le professeur Bordas, une lumière en ces questions. Mais ce n'est pas à nous à le décider.

Nous avons rempli notre mission en montrant en quoi ses services seraient précieux et ce n'est que lorsque ce bureau fonctionnera, qu'alors le Comité d'Initiative pourra participer comme collaborateur pour diffuser les résultats des constatations qu'il aura faites. Ce qui montre que la vie d'une station thermale est un tout que nous devons concevoir et qu'il y a encore beaucoup à faire pour la donner en exemple.

27 Janvier 1923

IV

Une Politique Thermale

L'organisation du tourisme étant achevée maintenant, nous réclamons que le thermalisme reçoive un cadre aussi complet pour assurer son développement. Nous voulons une politique thermale et nous nous attachons à cette campagne avec une fougue peut-être juvénile, mais en tous cas avec toute la conviction qu'il y a une grande œuvre à accomplir sans perdre de temps.

J'ai dit que la vérité se faisait jour : je trouve dans l'*Echo de Paris* du 30 janvier, un magnifique article d Hugues Le Roux, sénateur de Seine-et-Oise, qui corrobore exactement les considérations que j'ai cru devoir présenter dans l'intérêt de nos stations thermales et climatiques — qui, en réalité, ne font qu'un.

Nous avons demandé que, sur les fonds prélevés au profit de l'Office National du Tourisme sur le produit de la taxe de séjour, une large part soit réservée à la propagande thermale et nous avons protesté contre l'absorption de la quasi totalité des ressources par les organes de tourisme.

Hugues Le Roux écrit de son côté : « C'est la volonté d'organiser une France thermale et climatique qui a inspiré la création de la taxe de séjour et le règlement de l'emploi de ses ressources. Or, par suite de l'insuffisance de l'organisation de la France thermale et climatique, en face de la France touristique

BIBLIOTHÈQUE ... IMPRIMÉS

triomphante, celle-ci est à peu près seule à réclamer et à obtenir cette part des fonds provenant de la taxe de séjour que l'on réussit à arracher aux égoïsmes électoraux des communes (!) » Identité de vues par conséquent, sauf que l'honorable sénateur se trompe lorsqu'il parle de subsides arrachés aux communes alors que la loi a rendu obligatoire une taxe additionnelle destinée à alimenter le fonds commun de propagande.

Cette taxe additionnelle qui est de 15 ou 20 o[o suivant le montant du produit de la taxe principale – qui, elle, est réservée exclusivement aux communes pour travaux d'assainissement et d'embellissement locaux — arrive à donner un total important sur lequel nous voulons que la part réservée aux stations thermales soit largement prélevée.

Pour y parvenir, il faut qu'à côté de l'O. N. T. mais en étroite liaison avec cette organisation officielle, il y ait un département thermal et climatique doté d'un budget et conseillé par les personnalités les plus éminentes du monde médical et par les représentants des principales stations.

Déjà un premier pas va être fait ces jours dans ce sens : le Syndicat général des médecins va nommer un Comité consultatif qui sera le conseiller technique de l'O. N. T. pour la propagande médicale. Une certaine impulsion ne manquera pas de résulter de cette première cellule de l'organisation thermale. Cependant nous pensons qu'il faut voir plus grand et que pour rendre productive une politique thermale et climatique, qui est à créer entièrement il faut en arriver à un Office National du Thermalisme dont les efforts combinés avec ceux de l'actuel O. N. T. seraient rémunérateurs.

Nous sommes heureux de nous rencontrer avec Hugues Le Roux, dont l'autorité est grande au sein du groupe parlementaire du tourisme, qui, de son côté, tient l'excellent raisonnement suivant : « Audessus des Fédérations régionales dont le tourisme offre le modèle, il faut créer pour la France entière une Union générale des Etablissements Thermaux de France » C'est qu'en effet un organisme central qui n'aurait pas de puissantes assises au cœur même des régions thermales serait voué à l'inaction la plus grave.

Ce sont les Fédérations thermales régionales qui sont le fondement de la future organisation et lorsqu'il y a plus d'un an nous avons pris l'initiative de constituer la Fédération Thermale de Savoie, nous l'avons fait avec le désir de souder les intérêts qu'elle représente à ceux de la Fédération d'Auvergne.

Les Pyrénées s'organisent aussi et au point de vue climatique, le Littoral Méditerranéen a son Syndicat qui peut être d'une aide précieuse pour la future Fédération Thermale Française que poursuit inlassablement le docteur Moncorgé.

Les stations thermales représentent une force considérable — force productive par l'exploitation d'une richesse foncière de l'ordre le plus élevé — force financière par les immenses capitaux qu'elles mettent en mouvement. Il est inadmissible que l'on continue à marcher en ordre dispersé. Nous nous épuisons les uns et les autres en efforts individuels particulièrement onéreux : si les sacrifices que s'impose chaque station pour sa propagande étaient soudés, nous disposerions d'un budget considérable qui permettrait une propagande massive, autrement plus efficace.

Surtout dans la propagande à l'étranger, c'est la firme de la France thermale qu'il faut développer. Elle seule peut frapper utilement le corps médical et les malades ; elle seule permet d'avoir des bureaux de renseignements ; elle seule nous donnera les moyens d'avoir des missionnaires du thermalisme, visitant les autorités médicales, leur montrant par des conversations techniques la primauté de la France dans le domaine thérapeutique.

Voila bien le programme à réaliser et il apparait très exactement que cette politique thermale — complétée par les observations climatiques que nous réclamons et que l'Union des Syndicats d'Initiative de Savoie vient de décider de poursuivre par la création de bureaux météorologiques — ne pourra être servie que par un organisme approprié qui saura cependant souligner les avantages touristiques des stations thermales et climatiques.

Le tourisme est organisé ; organisons le thermalisme et le climatisme et rendons-nous bien compte que le tourisme sera d'autant plus actif que nos stations — articles de réclame autrement plus efficaces — seront puissamment servies par un organe de diffusion de nos richesses hydrominérales.

L'appui d'un grand organe comme l'*Echo de Paris* et le concours d'une personnalité comme Hugues Le Roux sont précieux ; ils montrent que la vérité est en marche et qu'elle triomphera, parce qu'elle est au service d'un besoin que nous sentons impérieux.

De plus en plus la propagande étrangère devient active Je ne parle pas seulement des commis-voyageurs de l'Allemagne qui, sous les aspects de *Herren Professoren*, parcourent les pays du Nord et l'Amérique et visitent les médecins au profit de leurs villes d'eaux à tout guérir — mais il y a aussi l'Italie qui a fait un effort thermal et climatique considérable, il y a l'Autriche mûe en Tchéco-Slovaquie qui pour Carlsbad et Marienbad n'hésite pas à dépenser des sommes énormes, surtout aux Etats-Unis.

En face de toute cette activité, nous avons bien peu de chose : trois ou quatre stations faisant une propagande extérieure personnelle, en ayant le change défavorable. Il y a bien à Londres une section spéciale des stations thermales ayant à sa tête un spécialiste. Mais ne pensez-vous pas que c'est une grosse erreur que d'avoir un semblable bureau dans un office de publicité touristique alors qu'il faudrait lui donner un caractère scientifique ? Il est certain que si au moment de sa création une politique thermale avait été en application, on aurait choisi un autre mode de propagande pour lui enlever sa marque de plaisir et traduire mieux son but de santé.

Disons-le une fois de plus : il ne saurait s'agir d'un divorce entre tourisme et thermalisme. Ce que nous voulons, c'est que nos stations thermales soient dotées d'un organisme à elles et que les sommes provenant d'elles leur retournent sous la forme d'une propagande collective en faveur de la grande et magnifique étiquette : la France thermale et climatique.

3 Février 1923

V

Les Syndicats d'Initiative

et la Reconnaissance du Thermalisme

Nous avons déjà annoncé que l'Union des Fédérations des Syndicats d'Initiative était revenue de son erreur de vouloir localiser l'action de ses adhérents dans un but exclusivement touristique.

Le compte rendu de l'Assemblée du 22 février nous apporte la confirmation d'un *mea culpa* nécessaire. Lorsqu'au lendemain du Congrès de Nice, nous avions élevé la voix pour protester contre une qualification dangereuse, nous n'avions nullement l'intention de provoquer une scission dans l'organisation générale du tourisme, qui est et reste un modèle du genre. Mais nous entendions que la place du thermalisme soit réservée et que les « touristes » veuillent bien reconnaître qu'il est une richesse singulièment productive parce qu'elle repose sur un élément naturel éminemment national.

C'est fait et l'Union des Fédérations des S. I. a décidé d'ajouter en sous-titre à son titre générique les trois branches dont elle relève : climatisme, thermalisme et tourisme. Notre campagne était donc utile et dans les milieux touristiques on aurait tort de penser autrement. Le seul mobile qui nous a fait agir était un mobile désintéressé et un acte de volonté pour que le thermalisme cesse d'être négligé.

L'idée est en route et c'est avec plaisir que nous voyons des confrères autorisés y insister : pourquoi ne ferions-nous pas pour le thermalisme l'œuvre remarquable d'Auscher et de Chaix pour le tourisme?

Il est inconcevable que, dotés d'une richesse hydro-minérale que la science s'accorde à reconnaître comme un des privilèges de la France, nous ne disciplinions pas les efforts individuels de chaque station et qu'en faveur de la France thermale et climatique nous ne créions pas l'organe d'action de cette firme.

On avait, à un moment donné, parlé d'une Fédération thermale française qui grouperait les Fédérations régionales en un faisceau serré. Dès qu'il en fut question, nous avions demandé si ce serait un organe de travail ou une réunion de contemplation. L'idée d'utiliser les énergies de la Province, répond à cette objection et puisqu'une semblable Fédération travaillerait à l'expansion thermale à l'étranger, nous estimons qu'il faut la créer immédiatement. C'est elle qui doit trouver auprès de l'Office National du tourisme l'aliment financier propre à son activité ; c'est elle qui doit recevoir le prélèvement fait dans nos stations sur le produit de la taxe de séjour au profit des organismes centraux de propagande. Car il est vraiment incroyable qu'à l'heure actuelle, chaque fois qu'un effort est tenté à l'étranger pour la diffusion de nos ressources thermales, ce soient les stations qui doivent subvenir aux dépenses nécessaires.

L'argent qui est puisé chez nous doit nous faire retour et sous quelle forme plus féconde que celle de la propagande extérieure ? Mais pour réaliser ce programme, il faut créer l'organe. Il existe à l'état latent par nos Fédérations thermales régionales ; soudez-les entre elles et vous aurez l'expression du thermalisme national. Mais que l'on fasse vite, car chaque année se traduit par la perte d'un pays où notre action fléchit, faute de moyens de propagande.

On ne pourra jamais faire le compte de ce que l'inertie en Scandinavie nous a coûté depuis la fin de la guerre. Il y aurait fallu des missionnaires de la pensée française comme du thermalisme national. Nous avons reculé : regagnerons-nous le terrain perdu? C'est douteux. Que cette paralysie officielle cesse : elle pourrait devenir mortelle en se prolongeant, car près de nous on travaille — et contre nous.

Nous pensons que ce n'est ni à Vichy, ni à Evian, ni à Aix les-Bains à se faire les champions de la propagande ; nos ressources financières, considérées individuellement, sont trop faibles, mais si l'on additionne, si l'on fait la somme des efforts locaux, on s'aperçoit que notre budget thermal est considérable mais qu'il se traduit actuellement par l'émiettement. C'est la propagande massive qui importe ; ce sont les voyages médicaux qu'il faut développer ; c'est l'action incessante auprès des médecins étrangers qu'il faut poursuivre.

Le jour où cette propagande sera organisée méthodiquement, soyez certain que le tourisme recevra une impulsion nouvelle. Mais nous persistons à penser que la seule attraction des merveilles pittoresques de notre pays ne peut suffire ; nous nous attacherons beaucoup plus sûrement la clientèle mondiale par nos eaux — incomparables dans leur spécialisation — que par nos sites — comparables dans l'espace.

On ne viendra pas d'Amérique voir le Mont-Blanc ou passer le Lautaret, mais on viendra se soigner à nos eaux, parce qu'elles répondent à un besoin. Or, la loi humaine nous apprend que le besoin est le grand mobile de l'homme. Répondons à ce besoin et nous nous enrichirons.

Voilà toute la pensée qui nous fait insister avec énergie pour l'organisation du thermalisme. Nous sommes contre toute scission avec le tourisme, mais nous voulons qu'à son instar nos richesses hydrominérales soient développées par un organe de coordination, qui nous manque encore.

14 Avril 1923.

VI

Les Vœux de la Fédération Thermale de Savoie

Assemblée Générale du 29 septembre 1923

Publicité Thermale Collective

La Fédération émet ensuite un vœu au sujet de la publicité thermale collective:

« La Fédération Thermale de Savoie,

« Considérant que le thermalisme constitue une part importante dans le mouvement des étrangers en France et qu'il convient de lui réserver une place spéciale dans les manifestations destinées à faire connaître les richesses nationales ;

« Considérant que si thermalisme et tourisme sont frères jumeaux et s'il serait contraire à leurs intérêts réciproques de les dissocier dans l'œuvre de propagande — il faut cependant consacrer à la richesse hydro-minérale française des crédits spéciaux exclusivement destinés à diffuser la connaissance des cures thermales, auxquelles se joint complémentairement le climatisme ;

« Considérant que thermalisme et climatisme constituent un domaine médical extrêmement important et que la masse des capitaux investis dans les stations thermales et climatiques, reconnues par décret, représente plusieurs milliards dont la productivité est fonction d'une propagande spécialisée ;

« Emet les vœux suivants :

« 1· que le groupement des fédérations thermales soit immédiatement constitué et que ses ressources proviennent d'une large part prélevée sur le produit de la taxe de séjour et versée actuellement en totalité à l'Office National du Tourisme ;

« 2· que sans diminuer le rôle de l'O. N. T., organe centralisateur de la propagande à l'étranger, il soit constitué une section thermale et climatique, qui seule pourra décider de l'emploi des fonds, mais dont le contrôle et le mandatement resteront à l'O. N. T. ;

« 3· que dans les expositions françaises et étrangères, la participation du tourisme comprenne une classe spéciale des stations thermales ».

Voyages d'Etudes Médicales

La Fédération se préoccupe enfin des nombreuses offres dont elle est saisie, en vue de recevoir des groupes médicaux, et elle décide d'émettre le vœu suivant, sur lequel elle appelle la bienveillante attention de l'O. N. T. et de l'Union des Etablissements Thermaux :

« La Fédération Thermale de Savoie,

« Considérant que les voyages d'études médicales sont du plus haut intérêt pour les stations, mais que leur multiplicité leur impose des charges particulièrement onéreuses ; qu'il importe dès lors de les règlementer et de faire le départ entre ceux qui offrent toutes garanties scientifiques et ceux qui pourraient ne servir que de prétexte à des voyages d'agrément ;

« Considérant d'autre part que si les médecins français doivent visiter et connaître toutes les stations s'offrant au traitement des malades — par contre il est indispensable que les médecins étrangers ne visitent que des stations bien équipées, pouvant répondre aux besoins de confort de la clientèle étrangère et lui donner toute satisfaction,

« Confirme sa délibération du 8 novembre 1922 ;

« Demande que le Groupement des Fédérations thermales à constituer soit saisi de et statue sur toutes les propositions de voyage — qu'il participe largement aux dépenses que ceux-ci entrainent et qu'un roulement soit établi afin que chaque région thermale n'ait à recevoir annuellement qu'un seul voyage important ;

« Exprime le vœu que des voyages uniquement composés de médecins étrangers, de préférence appartenant à la même nationalité, soient préparés par les soins des sections thermales à l'étranger.... »

VII

Une "Semaine Thermale" en 1924

dans les Stations de Savoie

La Fédération Thermale de Savoie a été saisie, dans son assemblée générale de samedi dernier, du projet que nous lui avions soumis avec la conviction que son adoption serait une puissante réclame pour les intérêts que nous défendons. Nous avons eu la joie de le voir hautement approuvé par les représentants des autres stations, et en particulier par M. Barillot, directeur de la Société d'Evian, qui immédiatement nous a tendu la main pour sa réalisation. Il y aura donc au printemps prochain une "*Semaine Thermale*" en Savoie.

Dans quel but l'avons nous proposée ? C'est que si les voyages d'études médicales sont en soi une excellente, voire même, indispensable publicité, ils se localisent cependant dans un milieu restreint, milieu de praticiens pour lesquels l'hydrologie n'est trop souvent encore que notions bien vagues et pour lesquels *voir* est la base de leur instruction professionnelle, tandis qu'il convient aussi d'attirer l'attention sur le groupe thermal de Savoie en s'adressant à ceux qui, par leurs occupations, sont tournés déjà vers la richesse hydro-minérale française. Et l'heure nous apparait d'autant mieux choisie de faire appel à eux qu'enfin le thermalisme prend la place éminente à laquelle il a droit et que le tourisme avait vraiment trop envahi avec un exclusivisme qui nous frappe maintenant. On lira avec fruit la très intéressante étude que le professeur Sellier, de Bordeaux, consacre au thermalisme : en l'invoquant ici, nous avons voulu montrer que notre campagne pour une politique thermale répond bien à une nécessité et qu'elle implique de nouvelles directives sur lesquelles tous les spécialistes sont unanimement d'accord.

Une politique thermale : c'est la Semaine que nous organisons qui doit l'instaurer et c'est pourquoi nous avons prévu que seront appelés à y prendre part les délégués des Fédérations thermales régionales déjà existantes et ceux des stations non encore fédérées. A leurs côtés nous voyons les professeurs d'hydrologie auprès des Facultés de Médecine, les agents des sections thermales dans les offices français de tourisme à l'étranger, les propagandistes éminents de l'hydrologie française dans les pays extérieurs, la presse médicale et une sélection de représentants de la grande presse d'opinion. Tous ces éléments réunis forment les cadres du thermalisme et sont les véhicules du développement de nos stations françaises. Nous faisons appel à eux pour d'une part affirmer la force de l'idée thermale et d'autre part diffuser la connaissance de la Savoie thermale. Nous réalisons un double but profitable à nos intérêts, le développement du thermalisme aura une action heureuse sur les stations savoyardes, en particulier, et la connaissance détaillée de ces stations provoquera un plus large mouvement de baigneurs vers elles.

La " Semaine Thermale " sera une leçon de choses, d'abord, puisque nos invités parcourront en auto-cars Aix-Challes-Brides-Saint-Gervais et Evian et connaitront leurs ressources en même temps qu'ils apprécieront tout le charme pittoresque de la Savoie. Elle sera aussi éducative, car de grands maitres parleront en divers endroits du thermalisme et de son corollaire, le climatisme. Elle sera enfin démonstrative, car elle sera couronnée par un congrès du thermalisme auquel nous espérons que le Ministre de l'Hygiène apportera par sa présence la consécration définitive. Que résultera-t il de ce programme ? Une grande idée mise en action pour le plus large profit de toutes les stations françaises ; un magnifique voyage fait par des personnalités qui en garderont une profonde impression, autant de la richesse thermale de la Savoie que de la splendeur de ses sites ; une vaste publicité qui agira efficacement sur la saison.

Elle agira parce que nos stations seront mises en vedette, dans la presse utile, au moment de l'élaboration des projets de cure et de villégiature. Mais comme nous avons en vue également l'allongement des saisons, non par des mots, mais par des réalisations pratiques, nous complèterons cette " Semaine " quasi officielle par des voyages en Savoie à des prix réduits, par des séjours dans nos stations à des prix avantageux à un moment où habituellement nous avons quelque peine à " démarrer ". Voila comment on peut allonger les saisons et nous ne doutons pas de trouver auprès de l'O. N. T. tout le concours désirable, puisque nous avons en vue l'application d'une des idées auxquelles il s'est attelé.

Est ce là un programme ambitieux et dépasse t-il nos forces ? La " Semaine Thermale " ne ruinera personne, chaque station recevra les invités et pour couvrir les dépenses d'auto-cars et les frais d'organisation, il faut 6.000 frs. Evian en a déja souscrit la moitié ; Aix en fera certainement autant. Pour les frais accessoires, nous aurons les autres stations, chacune suivant ses moyens: Challes et Saint-Gervais ont déja promis leur entier concours. C'est comme cela qu'une Fédération Thermale peut agir utilement pour les intérêts dont elle a charge ; celle de Savoie s'attèle à la " Semaine Thermale " : elle en connaitra rapidement les heureuses répercussions.

6 Octobre 1923

VIII

Pour une Politique Thermale

La Valeur économique de l'Industrie Thermale

Le thermalisme entre dans le language courant. Il a eu les honneurs du congrès touristique qui, le mois dernier, s'est tenu à Rouen. Il y a été vertement secoué — mais non banni, car il s'impose avec une telle force que l'assemblée n'a osé prendre une décision.

Et pendant ce temps, les forces thermales s'organisent et sont prêtes bientôt à affirmer leur puissance aux yeux de tous. Pourquoi vouloir barrer la route à cette idée-force que constitue le thermo-climatisme ? En quoi l'organisation nationale des stations thermales françaises peut-elle porter ombrage à l'organisation du tourisme ? Ne voit-on pas au contraire qu'il est de l'intérêt bien compris du tourisme que nos stations thermales et climatiques attirent de plus en plus les baigneurs, les malades, les déprimés puisqu'ils ne manquent pas de constituer des touristes au cours de leur villégiature ? Nous ne demandons qu'à collaborer, mais nous ne voulons pas être méconnus : or qu'a-t-on fait pour nous jusqu'à ce jour ?

L'Union des Fédérations des Syndicats d'Initiative groupe tous les S. I. de France. L'opuscule qu'elle vient de faire paraitre sous le titre « Le Tourisme réceptif » les définit : « les cellules organiques du *tourisme réceptif* dont ils forment la base ». Ce sont donc des organismes *touristiques*. Dire qu'au même titre l'U. F. S. I. les considère comme thermaux et climatiques — c'est contraire à toute la théorie du « tourisme réceptif », à telle enseigne que :

1° Dans son conseil d'administration ne figurent que des personnalités ne se consacrant dans chaque région qu'au *tourisme* seulement.

2° Son but est de se consacrer « à la meilleure organisation des forces du *tourisme* ».

3° Elle a édité des dépliants pour chaque S. I. dont la collection, dit la plaquette, « constitue un répertoire climatique, thermal et touristique ». A la consulter, on constate qu'il est essentiellement *touristique* et nullement thermal ou climatique.

4° Elle a institué à l'usage des S. I. ayant un bureau de renseignements un panonceau officiel qui signale leur existence et celle de ce bureau. Mais ce panonceau porte : S. I. de *tourisme.*

5° Aucune de ses publications ne vise le thermalisme ou le climatisme. Au contraire, le manuel de MM. Audigier, Auscher et Combéléran, édité par l'Union, s'appelle « Manuel du Syndicat d'Initiative de *Tourisme* ».

6° Le bureau national de renseignements est réservé au *tourisme*. C'est la qualification complémentaire de son titre officiel.

7° Au congrès de Nice, l'assemblée a voté l'adjonction du mot *tourisme* à l'appellation de l'Union des Fédérations des S. I. et sur son bulletin mensuel le monogramme portait bien U. F. S. I. T. jusqu'à ce que les vives protestations des S. I. thermaux aient fait supprimer cette exclusivité.

Mais il y a beaucoup mieux et deux petits évènements viennent de se produire qui, s'ils impliquent la reconnaissance du thermalisme, essaient de l'envoûter, car :

8° L'O. N. T. ayant voté un crédit de 50.000 francs réservé aux stations thermales, c'est la commission de répartition de l'O N. T. et du T. C. F. qui est chargée d'opérer le dosage : le *Touring Club de France* se joignant à l'Union des S I. pour apprécier les besoins des groupes thermaux !

9° L'U. F. S. I. demande par circulaire du 3 octobre 1923 à chaque S. I. de station thermale de prendre une délibération par laquelle les représentants autorisés du thermalisme dans la station se déclareraient « pleinement confiants dans l'organisation nationale actuelle du *tourisme réceptif* pour défendre, comme elle l'a toujours fait, les intérêts des stations thermales »...

Qui autorise les apôtres du « tourisme réceptif » à s'adresser ces félicitations imméritées pour la double raison que nous les attendons encore à l'œuvre et qu'ils ne sont nullement qualifiés pour ce faire ? Car tourisme et thermalisme ont des voies si différentes qu'on ne saurait prétendre les servir tous deux, lorsque volontairement on ne s'est assigné qu'un seul objet.

Au-dessus de ces intérêts différents, il y a un chef : au tourisme qui s'occupe de routes, de signalisation, de moyens de communication, le Ministère des Travaux Publics ; au thermalisme qui s'occupe de la richesse hydro minérale, qui vise à guérir par l'emploi d'eaux nettement spécialisées suivant une technique appropriée, le Ministère de l'Hygiène.

Et cela est si vrai que pour l'application de la taxe de séjour, la loi a eu bien soin de souder stations thermales et climatiques, mais de les séparer des stations touristiques ; que pour le développement des établissements thermaux, ce sont les services de l'Hygiène qui sont compétents et non les services des Ponts et Chaussées ; que l'expansion des stations thermales les tourne vers M. Strauss et non vers M. Le Trocquer.

Le thermalisme a besoin d'une politique et nous nous joignons à la commission de l'hygiène de la Chambre des Députés pour demander : « L'Etat a-t-il en cette matière un programme précis de propagande ? A t-il dressé un plan d'organisation des stations thermales de France ? Sous quelle forme entend-il prêter son concours à nos stations ? » (1). Le nœud du problème réside dans sa réponse.

*
* *

Mais pour y répondre, le Ministre de l'Hygiène devra déterminer la valeur économique de l'industrie thermale. Que représente-t-elle dans l'ensemble de la production nationale ?

De l'autre côté du Rhin, on évaluait avant-guerre le rapport des stations thermales à 800 ou 900 millions de francs, annuellement et une estimation très empirique n'arrivait pour la France qu'à établir une figure : la richesse française en sources thermales produisait l'équivalent thermique de plus de 1[illegible]0.000 tonnes de houille.

Nous ne pouvons donc dire jusqu'ici la richesse qu'incarne le thermalisme et cependant une semblable enquête est indispensable avant tout : elle doit réunir un certain nombre d'indices par lesquels serait déterminée la part approximative des stations thermales dans le chiffre d'affaires total de la France économique.

En fonction de cette part, l'Etat apprécierait

---

(1) *Chambre des Députés. Doc. Parlem. n° 5841, annexe séance* 21 *mars* 1923. *Rapport Pierre Even, p. 6.*

quel soutien il doit accorder au thermalisme. Et ainsi le fonds de propagande serait constitué par un prélèvement fait sur la part revenant à l'Office National du Tourisme du chef de la taxe de séjour. Car si l'on réfléchit tant soit peu, ce sont les stations thermales qui alimentent en majeure part cet organisme touristique : par la taxe additionnelle créée par la loi de 1919 et par le prélèvement sur le produit des jeux.

Reconnaissons que si le thermalisme donne beaucoup, il reçoit vraiment peu Une politique thermale corrigera ce scandale et donnera au thermalisme sa véritable expression de mise en valeur intensive d'une richesse foncière trop longtemps abandonnée à ses propres moyens.

27 Octobre 1923
RF

www.ingramcontent.com/pod-product-compliance
Ingram Content Group UK Ltd.
Pitfield, Milton Keynes, MK11 3LW, UK
UKHW022150170726
13837UKWH00004B/1892

9 782329 202228